AF476401

DU

TRAITEMENT DE L'HYPOSPADIAS

ET EN PARTICULIER

DE L'HYPOSPADIAS PÉRINÉO-SCROTAL

PAR

Alexandre MARATO

DOCTEUR EN MÉDECINE DE LA FACULTÉ D'ATHÈNES
DOCTEUR EN MÉDECINE DE L'UNIVERSITÉ DE PARIS

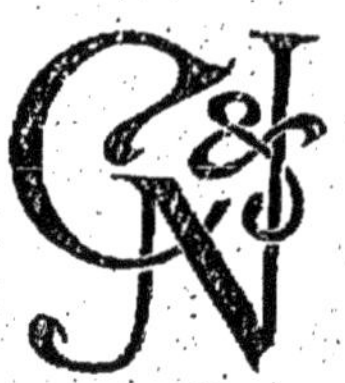

PARIS

GEORGES CARRÉ ET C. NAUD, ÉDITEURS
3, rue Racine, 3

1898

DU

TRAITEMENT DE L'HYPOSPADIAS

ET EN PARTICULIER

DE L'HYPOSPADIAS PÉRINÉO-SCROTAL

PAR

Alexandre MARATO

DOCTEUR EN MÉDECINE DE LA FACULTÉ D'ATHÈNES
DOCTEUR EN MÉDECINE DE L'UNIVERSITÉ DE PARIS

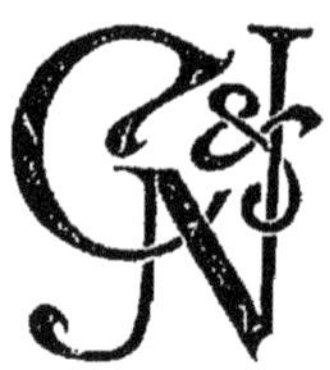

PARIS

GEORGES CARRÉ ET C. NAUD, ÉDITEURS
3, rue Racine, 3

1898

A LA MÉMOIRE DE MON PÈRE

A MA MÈRE

A MES SŒURS ET A TOUS MES PARENTS

A MES AMIS

A MONSIEUR PANAS

PROFESSEUR A LA FACULTÉ DE MÉDECINE DE PARIS

MEMBRE DE L'ACADÉMIE DE MÉDECINE

INTRODUCTION

Comme l'indique le titre du travail, nous n'avons nullement la prétention de faire une étude complète de l'hypospadias. C'est aujourd'hui une question trop connue, au point de vue symptomatique, pour que nous voulions nous exposer à redire ce que tant d'autres ont montré avant nous. L'histoire clinique de l'hypospadias remonte aux premiers âges de la médecine. Sa pathogénie, encore qu'imparfaitement connue, a néanmoins été élucidée depuis les remarquables travaux de Muller, repris et complétés par les auteurs modernes qui nous ont fait connaître le développement des organes génitaux externes, et surtout après les études de Tourneux, de Retterer. Mais le point le plus important en hypospadias, c'est-à-dire le traitement, ne nous est connu que depuis ces dernières années. Il faut arriver, en effet, à 1874 pour voir ériger une méthode de traitement rationnel, qui, dans une affection si compliquée et si grave nous donne un résultat au point de vue fonctionnel.

C'est à M le professeur Duplay que revient le mérite d'avoir exposé d'une façon claire et précise le manuel opératoire. C'est la méthode de ce maître que nous exposerons aujourd'hui en détail. Or, si en thérapeutique chirurgicale, il est une preuve de la valeur d'un procédé, ce sont les résultats éloignés. Combien d'opérations prônées théoriquement comme devant être parfaites, n'ont elles donné que de médiocres résultats, les unes, les meilleures, des guérisons de quelques mois, les autres, de quelques jours seulement, et l'on se voyait bientôt obligé de laisser de côté ce que la veille on avait élevé si haut.

Ce n'est pas à dire que depuis la méthode de notre maître aucune tentative n'ait été faite. Non. Tout procédé est perfectionnable, les ressources nouvelles, les progrès de la chirurgie moderne ont permis, en effet, de modifier, d'améliorer la technique, mais nous montrerons que ces nouvelles tentatives ne sont que de légères modifications apportées au procédé premier et que le procédé de notre maître est et restera toujours, comme la base fondamentale.

Aussi qu'il me soit permis, non pas pour me conformer à un usage banal, de remercier ici sincèrement, M. le Professeur Duplay d'avoir bien voulu me faire l'honneur de me confier le soin d'exposer sa méthode et ses résultats dans ce travail, qui n'a d'autre prétention que celle d'être inspiré par un tel Maître.

Nous n'aurions garde, avant de commencer la rédaction de cette étude, d'oublier de rendre hommage à nos Maîtres qui ont bien voulu nous guider dans le cours de nos études et au sujet de la présente thèse.

Qu'il nous soit permis d'exprimer à M. le Professeur Panas, notre très profonde reconnaissance, nos plus sincères remerciments, pour nous avoir guidé, avec une extrême bienveillance, pendant le cours de nos études et nous avoir aidé de ses bons conseils, qui nous ont permis de mener à bonne fin nos travaux.

Que M. le professeur agrégé Sébileau, reçoive l'expression de notre très profonde gratitude, pour l'intérêt qu'il nous a toujours témoigné dès le début de nos études. Nous n'oublierons jamais que c'est à lui que nous devons les premières leçons sur l'anatomie et la médecine opératoire à l'amphithéâtre de Clamart; bien faible hommage en considération de ce que nous lui devons.

Nous exprimons à M. le Docteur Clado, nos remerciments bien sincères pour l'intérêt qu'il nous a témoigné pendant toute la durée de nos études et tout particulièrement au moment où nous avons entrepris la rédaction de cette thèse.

Nous saisissons cette même occasion pour remercier M. le Docteur Cazin qui a bien voulu nous donner des renseignements qui nous ont été d'une réelle utilité pour mener notre travail à bonne fin.

Enfin, que M. le Professeur Le Dentu, qui nous a fait le très grand honneur d'accepter la présidence de cette thèse, veuille bien agréer l'expression de toute notre reconnaissance.

DÉFINITION

Sous le nom d'hypospadias (ὑπό — au-dessous et σπαδίζω — je tiraille), on désigne une difformité des organes sexuels de l'homme consistant en une brièveté anormale du canal de l'urèthre avec division ou absence de la paroi inférieure, de telle sorte que le canal s'ouvre à une distance variable de l'extrémité du gland. Telle est la description que Bouisson nous en donne dans son étude de l'hypospadias (*Tribut à la Chirurgie*, tome II). C'est en effet à Bouisson, que revient l'honneur d'avoir réuni le premier, en une excellente monographie, les idées émises sur l'hypospadias et d'avoir montré que les hypospades étaient justifiables d'un traitement ; qu'il ne fallait pas abandonner ces malades à leur triste infirmité, non plus d'ailleurs que leur proposer un traitement par trop radical, comme certains chirurgiens l'avaient proposé, ne voyant rien de mieux qu'une ablation de la verge dans les formes compliquées (Paul d'Egine).

Si l'on avait essayé et même réussi, avant cet auteur, à opérer les hypospades balaniques dont la malformation n'est pas une véritable gène pour les malades, il n'en est pas de même pour les hypospasdias péno-scrotal et périnéo-scrotal. La définition que donne Bouisson s'applique à l'hypospadias en général, mais dans la forme qui nous occupe surtout, elle est véritablement incomplète. A l'ouverture anormale et congénitale de l'urèthre se surajoutent d'autres malformations de l'appareil génito-urinaire, d'autant plus étendues que l'arrêt de développement s'est produit plus tôt. Le méat anormal s'ouvre sous la symphyse pubienne ou en arrière d'elle, dans une encoche antéro-postérieure, constituée par le scrotum, divisé en deux parties plus ou moins développées et pouvant contenir ou non les testicules. La verge imperforée, incurvée en bas, peut se réduire à un simple petit renflement. Et cette fente scrotale va présenter avec la vulve de grandes analogies, les portions du scrotum formant les grandes lèvres, la verge prise pour le clitoris, et l'on arrive ainsi à regarder parfois ces hypospades comme appartenant au sexe féminin ou même comme des hermaphrodites véritables. Nous pouvons même ajouter ici que des cas d'hypospadias de cette forme, la seule d'ailleurs qu'on puisse y rencontrer, ont été décrits chez la femme. Aussi n'est-il nullement étonnant que de telles malformations congénitales aient attiré l'attention non seulement des savants, dans leurs livres d'histoire naturelle et de médecine, mais aussi des sculpteurs et des poëtes. Ovide, au livre IV de ses Métamorphoses, nous raconte le cas d'un hypospadias.

HISTORIQUE

L'histoire de l'hypospadias comprend deux grandes périodes, si l'on prend comme point de division l'apparition d'une méthode rationnelle de traitement.

D'une part, la période, antérieure à 1861, c'est à dire à la publication du mémoire de Bouisson, l'autre, jusqu'à nos jours.

Il est rationnel en effet de prendre le mémoire du Professeur de Montpellier comme marquant la division, car si la symptomatologie n'a pas changé, il n'en est pas de même des ressources que le médecin peut offrir au malade depuis les travaux de cet auteur.

Nous rappellerons en quelques mots, en empruntant au travail de Bouisson, les auteurs qui s'en sont occupés avant lui.

Dès la plus haute antiquité, l'hypospadias était connu; nous voyons Aristote en parler en termes vagues, il est vrai, et c'est Galien qui, le premier, nous en donne une description claire et précise. C'est lui d'ailleurs qui lui donne le nom d'hypospadias, et il est frappé en même temps des complications qui l'accompagnent toujours dans ses formes graves : l'incurvation de la verge. Paul d'Egine, au VIIe siècle, en donne un traitement chirurgical et nous dit : « Beaucoup de gens ont le gland imperforé dès leur naissance, mais l'orifice existe sous la partie appelée chien (filet ou frein), vers la terminaison ». Comme on le voit il n'a en vue que l'hypospadias balanique.

Les chirurgiens de la Renaissance n'ajoutent rien à ces notions. Les siècles se succèdent, aucune tentative n'est faite pour le traitement. On se livre à des considérations symptomatiques, on donne d'excellentes descriptions, on fait même un essai de pathogénie. Morgagni a le mérite de faire entrevoir que l'hypospadias est dû à un arrêt de développement, puis les mémoires de Pinel, Scheider, Geoffroy Saint-Hilaire, s'occupant d'embriologie et en particulier de l'hermaphrodisme, consacrent quelques mots à l'hypospadias.

Sabatier, dans son Traité de médecine opératoire, réunit les tentatives chirurgicales faites pour l'hypospadias balanique et pénien. Mais c'est Bouisson, en 1861, qui réunit les faits épars, les groupe et les rassemble en une question uniforme à laquelle il ajoute le traitement. Deux ans après, M. le professeur Guyon, dans sa thèse d'agrégation, achève de mettre la question au point. A partir de cette époque, ce sont les procédés opératoires qui font alors le sujet de toute étude sur l'hypopasdias. D'abord les tentatives de Thiersch, de Moutet, de Th. Anger. Enfin la remarquable étude thérapeutique de Duplay qui montre que tous les hypospadias sont justifiables d'un traitement et qui pose les règles du manuel opératoire, la restitution du canal par les greffes autoplastiques.

Depuis, avec l'époque de la chirurgie moderne, nous

voyons d'autres publications concernant le traitement. On cherche à modifier le procédé de notre Maître, mais on ne le modifie pas dans ses grandes lignes. Ce sont les observations de Bidder, Pousson, Routier, Laurent de Bruxelles qui a recours à la greffe d'après le procédé de Ollier, enfin, en 1897, l'excellente thèse de Reure à Lyon, inspirée par M. Noué-Josseraud.

La pathogénie aussi, s'inspirant des dernières recherches embryologiques sur le développement des organes génitaux, s'éclaire d'un jour nouveau.

PATHOGÉNIE

Avant de rappeler en quelques mots, la symptomatologie de l'hypospadias, symptomatologie qu'il est nécessaire de connaître puisque c'est contre elle, que sera dirigée la thérapeutique chirurgicale, voyons comment se forme l'hypospadias et, pour comprendre cette pathogénie, rappelons les notions d'embryologie. Nous empruntons la description au traité d'Hertiwig, aux travaux de Tourneux, de Retterer. Nous ne nous occuperons ici naturellement que du développement des organes génitaux externes.

Chez l'embryon humain, nous savons que pendant les premières semaines de la vie, la partie intérieure de l'allantoïde, dans laquelle débouchent les canaux de Wollf et de Müller s'accole à l'intestin terminal, et tous deux débouchent dans une petite fossette impaire et médiane, le cloaque, qui s'ouvre à la surface du corps, sert à l'élimination des produits d'excrétion et persiste chez une foule de vertébrés.

Vers la fin du deuxième mois lunaire (embryon de 24 à 25 millimètres), le cloaque se divise en deux cavités, par l'apparition d'une cloison, qui s'élève du fond du cloaque au point où va se fermer le périnée. Une postérieure qui formera l'anus, une antérieure qui nous occupe : sinus uro-génital de Müller, conduit génital de Tourneux, canal uro-génital de Valentin, conduit allantoïdien de Violleton, et qui constituera les portions prostatiques et membraneuses de l'urèthre.

La partie inférieure et antérieure du sinus uro-génital est ouverte en bas sous forme d'une fissure antéro-postérieure appelée fente ou fissure uro-génitale.

A cette époque (8e semaine) se développe à la partie antérieure de cette fissure et un peu au-dessous, une saillie médiane, le tubercule génital, à la face inférieure duquel se trouve une petite dépression,sillon-génital. A droite et à gauche du tubercule génital, se sont développées deux autres saillies, les bourrelets génitaux.

Le tubercule génital, futur pénis, long de un à deux millimètres, renferme dans son épaisseur une lame épithéliale que l'on peut rattacher à la membrane cloacale, entraînée dans le soulèvement du tubercule. Cette lame médiane s'étend le long de la partie inférieure du tubercule génital, de la racine au sommet, prolongeant ainsi à l'extérieur l'épithélium du sinus uro-génital ; elle présente un bord profond, enfoui dans le tissu mésodermique du tubercule, et un bord superficiel ou cutané adhérent au revêtement épidermique. On voit, dans le même temps, la fente uro-génitale se prolonger graduellement en avant sous forme d'une gouttière qui se continue avec le sillon génital dans le bord cutané de la lame uréthrale. (Tourneux).

Ces modifications vont s'accentuer chez l'homme. Le

tubercule génital est développé au commencement du troisième mois, la gouttière génitale règne dans toute sa longueur, à sa face inférieure, le gland seul est respecté. Nous voyons ainsi que, dès le deuxième mois, l'urèthre périnéal et l'urèthre membraneux sont formés, et que l'urèthre pénien est représenté par la gouttière, qui court à la partie inférieure du tubercule génital. Pendant le troisième mois, les deux lèvres de la fente uro-génitale, qui se continuent avec les deux lèvres du sillon génital, pour former la gouttière uréthrale, se fusionnent sur la ligne médiane et forment la portion pénienne du canal uréthral. La soudure des deux lèvres commence en arrière et s'étend progressivement en avant. M. Retterer compare ce mode d'occlusion à celui de la gouttière médullaire.

Il ne reste plus alors que la formation du gland et de la portion balanique de l'urèthre. A la région glandulaire, le sillon génital est continué par une crête épithéliale, mur ou rempart épithélial de Tourneux, qui n'est, en somme, que la terminaison du bouchon cloacal qui a pris le nom de lame uréthrale à la face inférieure du tubercule génital et a formé la région pénienne.

Ce mur épithélial se creuse d'une gouttière dont la fermeture constitue le canal balanique. La gouttière balanique apparait vers la fin du 3e mois au moment où s'accuse le premier soulèvement préputial et où la gouttière pénienne s'est refermée d'arrière en avant jusqu'à la base du gland. Elle progresse graduellement en avant au fur et à mesure qu'elle se referme en arrière pour constituer la portion balanique. Le canal balanique se complique de deux organes situés l'un, en dedans, le sinus de Guérin, l'autre, en dehors, le filet préputial.

Pendant ce temps, le reste de l'appareil génital s'est formé; les bourrelets génitaux unis, accolés ont formé le scrotum.

Chez la femme, des modifications moins importantes, se sont accomplies. Le tubercule génital ne s'est pas allongé, il n'y a pas eu formation de portion pénienne, seules les portions membraneuse et périnéale de l'urèthre se sont faites. Le reste du tubercule génital forme le clitoris; les bords du sillon génital, les petites lèvres, les bourrelets génitaux, les grandes lèvres; l'ouverture du sinus uro-génital, dans lequel s'arrête l'urèthre, se fusionne avec les canaux de Müller pour former le vagin.

Ces études du développement nous permettent de résumer ainsi la formule embryogénique de l'hypospadias avec Carpentier, l'urèthre se développant en trois parties, comme nous venons de le voir :

En arrière, l'urèthre profond, membrano-prostatique dérive de la partie inférieure du conduit uro-génital.

L'urèthre spongieux et pénien formé sous le tubercule génital par la soudure des replis génitaux.

La portion glandulaire à laquelle concourt la crète épithéliale de Tourneux.

Ces différentes portions se soudant entre elles constituent le canal uréthral.

On conçoit, par suite, comment un arrêt dans l'évolution de l'une de ces trois parties va constituer une des formes d'hypospadias et l'on peut affirmer que, suivant en cela le développement, plus la lésion portera sur un point rapproché de la portion développée la première, plus la cause aura agi de bonne heure.

Si la clôture des replis génitaux est empêchée dès le début l'on aura à faire, à une forme d'hypospadias périnéal qui s'accompagne de troubles du côté du reste de l'appareil génital, rapprochant l'embryon de l'état indifférent, et c'est cette forme que Dugué a décrite sous le nom d'hypospadias vulviforme ; l'on se rapproche alors des cas confondus avec l'hermaphrodisme vrai. C'est lorsque ces troubles portent chez un sujet du sexe féminin que l'on observe les cas d'hypospadias décrits chez la femme (cas de Retterer). Si, au contraire, la cause survient un peu plus tardivement, alors que l'urèthre postérieur est presque formé, et qu'elle empêche la réunion des bourgeons génitaux externes, on observe l'hypospadias périnéo-scrotal.

Le travail organique continuant, l'arrêt de développement ne se produit qu'après que les bourgeons se sont réunis sur la ligne médiane. C'est à l'angle péno-scrotal que s'ouvre l'orifice de l'urèthre-hypospade péno-scrotal. Enfin l'absence de réunion des lèvres de la gouttière uréthrale donnera lieu à une des formes de l'hypospadias pénien ou de l'hypospadias balanique.

Et de cette étude embryologique ressort l'étude pathogénique. Quelle autre cause déterminante invoquer, en effet, qu'un arrêt de développement ? Si, encore, comme pour toutes les malformations, les études tératologiques de M. Dareste et de M. Duval, sont venues apporter un appoint considérable, et ont montré que c'est la seule explication plausible surtout dans les formes graves de l'hypospadias. Une théorie mécanique, théorie de l'éclatement avait été soutenue par Kauffmann, après Dionis et Haller. Cette théorie fut défendue par Duncan, Müller et

Thiersch. Pour ces auteurs, l'hypospadias était le résultat d'une imperforation du gland, suivie d'une rupture de l'urèthre, par suite de l'accumulation de l'urine en amont. Il ne rentre pas dans notre sujet de critiquer cette théorie passible de bien des objections ; en admettant même qu'elle fut plausible pour les formes glandulaire et pénienne, elle est insoutenable pour les formes péno et périnéo-scrotale. Lors de la formation de ces fœtus, c'est-à-dire au deuxième mois de la vie intra-utérine, les recherches faites à ce sujet ont montré qu'il n'y avait pas encore d'urine formée ; et l'on ne peut, par suite, invoquer cette dernière comme facteur premier.

Si les causes déterminantes, comme pour les malformations, sont encore peu préciseset fort nombreuses (chocintoxications), les causes prédisposantes nous sont plus connues et l'hérédité joue ici encore un grand rôle. Nous rappelerons les cas de Frank, de Brière, de Rigoud, de Taxel, de Lepelletier, qui cite trois frères atteints d'hypospadias, de Lesserer, qui fut appelé à donner ses soins à deux frères atteints d'hypospadias et dans la famille desquels on trouvait onze cas de cette malformation entre la deuxième et la quatrième génération. Frank a vu, pendant trois générations, l'hypospadias exister dans une famille.

Notons enfin que souvent il est accompagné d'autres malformations, soit de l'appareil génito-urinaire, soit d'autres organes, et à ce sujet une observation de Camargo est des plus typiques. Dans une famille brésilienne, sur 15 enfants, deux étaient hypospades, trois avaient une perforation de la voûte palatine, un sixième un bec de lièvre.

Fréquence. — Comme toutes les malformations, l'hy posdadias est relativement rare. Si nous relevons les statistiques des auteurs, nous voyons que :

Bouisson, l'a rencontré une fois sur 300 soldats. Il est, en cela, de tous points d'accord avec Reures, qui, lui, dit l'avoir vu 10 fois sur 3000 sujets examinés au conseil de révision et, dans les mêmes circonstances, la statistique récente de M. le Professeur Forgues nous montre : 135 à 165 hypospades sur 265.000 à 280.000 sujets.

ANATOMO-PATHOLOGIE

On peut, au point de vue embryologique, diviser l'hypospadias en trois formes : l'hypospade balanique, pénien et scrotal. Mais ces divisions, qu'admet M. le Professeur Guyon, dans sa thèse d'agrégation, sont insuffisantes pour donner une idée complète du degré de l'hypospade et, avec Bouisson, nous admetterons quatre variétés en modifiant cependant avec M. le Professeur Duplay la quatrième variété :

Hypospade balanique.
— pénien
— péno-scrotal
— périnéo-scrotal

Des deux premières variétés, nous ne dirons que peu de mots, puisqu'elles ne rentrent pas dans notre sujet.

L'hypospade balanique est celui dans lequel l'ouverture anormale est située à la face inférieure du gland. Cette partie, nous dit Bouisson, est imperforée, une gouttière peu profonde existe dans le point qu'occupe la fosse naviculaire, et c'est en arrière de cet évasement que se trouve l'orifice uréthral ayant, tantôt la forme d'une fente longitudinale ouverte en bas, tantôt la forme d'une fente transversale ; chez certains sujets, cet orifice est si petit qu'il admet à peine la tête d'une épingle. Parfois cette exiguité n'est qu'apparente, car la muqueuse uréthrale plissée forme une véritable valvule. L'orifice lui-même est bordé d'une peau mince et ressemble parfois à une cicatrice enfoncée. L'urèthre balanique se présente de diverses façons. Dans une première variété, on voit en avant de l'ouverture hypospadienne, une petite gouttière, comme le dit Bouisson. Dans d'autres variétés, on voit, en avant de l'ouverture, une seconde ouverture située à l'extrémité du gland et répondant à l'emplacement du méat normal ; un stylet introduit par cet orifice vient buter au fond d'un cul-de-sac et l'on a affaire à un méat borgne externe (Forgues). Ce sont des dispositions de ce genre qui ont pu faire croire, dans certains cas, à l'existence d'urèthres doubles (Fabrice de Hilden). — La forme du gland est modifiée ; cette portion de la verge est plus petite qu'à l'état normal, sa conformation différente. Le prépuce est aussi changé dans sa forme il manque presque toujours à la face inférieure, et il n'existe ni frein ni filet. Nous rappelons ici, ne voulant pas y insister et renvoyant au mémoire original : le travail de M. Loumeau sur la morphologie de l'hypospadias balanique.

Dans la variété d'hypospadias pénien, l'ouverture anormale est placée entre le gland et la base du scrotum On peut la rencontrer sur tous les points, mais il existe trois sièges principaux ; aux extrémités et à la portion moyenne. L'ouverture est variable, généralement oblongue, à diamètre antéro-postérieur, limité par un simple rebord cutanéo-muqueux. En arrière, le canal est normal En avant, au contraire, on peut rencontrer diverses dispositions. Absence complète de canal, la paroi inférieure est réduite, transformée en une bride courte, résistante, tendue entre la base du gland et l'ouverture. D'autres fois, le canal existe en avant, tantôt entièrement libre jusqu'au méat, tantôt obstrué par une valvule. Le méat lui-même peut être perforé et avoir son aspect naturel ou, au contraire, ne pas exister.

A ces deux formes viennent souvent s'ajouter des complications que nous retrouverons encore plus accentuées avec les deux autres formes. La torsion de la verge ; dans un cas de Verneuil, la face dorsale de la verge regardait le scrotum, la face uréthrale en avant et à gauche. La verge palmée ; la face inférieure du pénis est reliée à la partie antérieure du scrotum par une véritable palmure, repli cutané triangulaire à sommet répondant à l'angle scrotopénien, qui retient la verge courbée en arrière, ne la raccourcit pas, l'applique contre le scrotum.

La verge coudée, qui se rencontre surtout dans l'hypospade pénien. La verge est plus courte, plus incurvée, surtout à sa partie inférieure, le gland est surabaissé et sa face supérieure devient antérieure ; cette disposition permet souvent de diagnostiquer l'hypospadias avant de retourner la verge. Dans ces cas, la verge est fortement incurvée en bas, non seulement par une bride fibreuse tendue entre la base du gland et l'orifice hypospadien, mais encore par l'arrêt du développement et la rétraction des tissus fibreux du corps caverneux (cas de J. L. Petit) Bouisson a donné une démonstration anatomique en disséquant (les organes génitaux d'un hypospade). Enfin, on a pu signaler en outre de la monorchidie (Trélat, Dolbeau), la bifidité du gland, bifidité plus ou moins accentuée. Dans un cas d'Angelo Scarenzio cette bifidité s'étendait jusqu'au fond de la vessie.

Dans l'hypospadias péno-scrotal et périnéo-scrotal l'urèthre s'ouvre sur le scrotum soit au voisinage de l'union de la verge avec les bourses, soit au voisinage de l'union des bourses avec le périnée. Si l'on se rappelle les notions de développement que nous exposions tout-à-l'heure, on trouvera ici des malformations d'autant plus étendues que l'arrêt de développement s'est produit plus tôt, le méat peut s'ouvrir sous la symphyse pubienne au fond d'une encoche antéro-postérieure, formée par le scrotum tendu sur la ligne médiane, les testicules occupent les deux poches formées par la bifidité du scrotum, ou ils sont tous deux atrophiés, ou ils n'ont pas accompli leur migration régulière et sont restés inclus dans le canal inguinal ou dans l'abdomen. Pour voir l'ouverture de l'urèthre il faut relever la verge qui, dans l'état de repos, est appliquée contre l'écartement du scrotum. La verge relevée, on constate que le fond de l'infundibulum, formé par la fente scrotale, est tapissé par une membrane mince rosée. L'urèthre vient s'ouvrir au fond de l'infundibulum et se présente sous forme d'une petite fente allongée en arrière et bordée par deux replis cutanéo-muqueux qui se terminent insensiblement en arrière, circonscrivant parfois une petite dépression qui rappelle jusqu'à un certain point l'entrée du vagin. En avant, ces replis se rapprochent se confondent plus ou moins ensemble et constituent une bride médiane creusée en gouttière de longueur variable qui occupe la face inférieure de la verge et vient se terminer de chaque côté de la base du gland. La verge présente une disposition particulière. Vue par la face dorsale et à l'état de flacidité elle parait normale ; si on la relève, pour examiner sa face inférieure, on constate que celle-ci est considérablement diminuée d'avant en arrière ou même n'existe pas. Cette brièveté de la verge à sa face inférieure tient à l'absence de l'urèthre remplacé par la bride tendue entre l'ouverture hypospadienne et la base du gland. — Celle-ci est imperforée et présente à la place du méat une échancrure plus ou moins profonde. On comprend parfaitement combien de telles malformations ont fait ranger ces formes dans l'hypospadisme, c'est cette forme que Dugués avait décrit sous le nom d'hypospadias vulviforme à cause de l'aspect que présente la division congénitale du scrotum.

SYMPTOMATOLOGIE

On conçoit d'ores et déjà combien les troubles qui résultent de ces anomalies seront sous la dépendance de la nature et de la complexité de la variété observée. — On peut les diviser en : Troubles fonctionnels : miction, érection, copulation, éjaculation ; Troubles généraux : phénomènes uro-pathiques, hypochondrie. Troubles secondaires : infections dues au défaut de résistance aux micro-organismes qui envahissent facilement l'urèthre et vont déterminer des cystites, des pyélonéphrites (cas de Kirmisson, d'Englisch). On sait, en outre, que les hypospades sont plus aptes à contracter la blennorrhagie.

Troubles de la miction. — L'émission de l'urine n'éprouve d'autre gêne que celle qui résulte de la situation anormale de l'ouverture uréthrale et de la disposition de la verge. On conçoit que le sphincter membraneux et le col vésical n'étant jamais atteint il n'y ait aucun trouble d'incontinence. — De plus l'urine est lancée avec force, mais sort dans une direction vicieuse. Un pertuis trop étroit peut provoquer les mêmes complications locales et et générales qu'un rétrécissement : rétention d'urine. Le siège de l'ouverture joue surtout un rôle important : les hypospades balaniques urinent à peu près normalement ; mais, s'ils sont atteints de verge palmée ou coudée, ils sont comme les hypospades péniens obligés de relever fortement la verge, et plus l'orifice est rapproché du scrotum plus la miction devient difficile. Quant aux hypospades péno-scrotal et surtout périnéo-scrotal le jet vient se briser contre la verge et ils sont obligés pour uriner de s'accroupir comme les femmes sous peine d'inonder leurs vêtements ; l'urine s'écoulant en nappe sur le scrotum y détermine un érythème très gênant.

Troubles de la génération. — Si les fonctions urinaires, simplement gênées, s'accomplissent en somme facilement, il n'en est plus de même pour les fonctions génitales.

Nuls chez les hypospades balaniques, à moins de complications, les troubles existent dans les autres formes.

Chez les péniens et les péno-scrotaux, au moment de l'érection, la verge, au lieu de se redresser et de prendre une direction rectiligne, s'incurve à sa partie inférieure, se double, pour ainsi dire, de sorte que le gland se porte en bas, tandis que la portion qui se porte véritablement en avant est formée par la plus grande saillie de la verge incurvée. L'érection est rendue douloureuse et la copulation quoique rendue difficile et imparfaite est néanmoins possible. Quant à l'efficacité du coït les opinions des auteurs varient ; mais, d'une façon générale, on doit admettre que la fécondation est possible lorsque l'urèthre s'ouvre sur un point de la verge qui pénètre dans le vagin.

Pour les hypospades périnéo-scrotal et chez les sujets à verge menue et incurvée toute tentative de coït est impossible, et, s'il y a une malformation du côté du reste de l'appareil génital, on conçoit que la fécondation, à son tour, soit impossible, il y a même stérilité du sujet.

Bouisson a résumé tous ces symptômes, en disant :

Cas où il y a possibilité de coït avec fécondation.

Cas où il y a possibilité de coït sans fécondation.

Cas où le coït et la fécondation sont impossibles.

Signalons pour terminer que des troubles nerveux peuvent apparaître chez les individus porteurs de forme péno-scrotale ou périnéo-scrotale; que du côté de l'état général on peut noter un certain degré d'infantilisme en rapport avec l'arrêt de développement qui a pu porter sur tout l'individu.

L'on voit ainsi combien il importe de pouvoir remédier à ces besoins et quel service la chirurgie a rendu à ces malheureux malades.

TRAITEMENT

En abordant la question du traitement nous arrivons à la partie la plus intéressante de notre travail et en même temps la plus importante. Comme nous le disions au début, c'est l'histoire du traitement qui divise l'histoire de l'hypospadias, et sans vouloir refaire l'historique de la question, il est bon de revenir un peu en arrière pour voir quelle a été la marche suivie et les tentatives par lesquelles ont passé les opérateurs.

De l'hypospade balanique peu de chose à dire. Cette variété de l'hypospadias ne donnant lieu qu'à quelques petits symptômes insignifiants, ne gênant en rien le malade, étant simple par lui-même on l'opère rarement, ou si elle l'est, l'opération est très facile et très simple.

L'hypospadias pénien à tous ses degrés, est, au contraire une infirmité pour laquelle on consulte et c'est contre lui et ses complications que sont dirigés les efforts des chirurgiens.

Quant à l'hypospade péno-scrotal et périnéo-scrotal, sujet de notre étude, il est d'abord le *noli me tangere*. Il faut arriver à l'époque moderne c'est-à-dire au travail de notre maître M. le Professeur Duplay, en 1874, pour que l'on ose s'y attaquer. Quelques tentatives infructueuses ont été faites auparavant, il est vrai, mais sans grand résultat.

Une des premières tentatives faites par les opérateurs fut de chercher, dans les cas simples, à créer un urèthre balanique et cela d'autant plus facilement qu'il existait souvent, dans les cas auxquels on s'attaquait, une amorce du canal uréthral. Il suffit alors de perforer le gland et Albricassis proposa de créer un nouveau canal en perforant, avec une feuille de myrthe pointue, ou à l'aide d'un bistouri, puis d'introduire dans ce tunnel que l'on vient de creuser une tige de plomb suffisamment longue pour que l'on pût aller au delà de l'ouverture postérieure. Alors on s'efforçait de réunir cette nouvelle ouverture postérieure avec l'ouverture hypospadienne en rafraîchissant les bords par des scarifications et en les rapprochant. C'est cette méthode que les chirurgiens du début de ce siècle mettaient encore en usage, et l'on voit Dupuytren creuser un canal à l'aide d'un trocart de petite dimension qu'il dirige, lui, d'arrière en avant, puis de passer un cautère ; le résultat fut bon.—Velpeau, Ripoll, de Toulouse, l'emploient et ont aussi une réussite opératoire. Mais Guersant sur dix opérés obtient dix insuccès. Comment en effet être étonné des mauvais résultats? Si, dans les cas de Dupuytren et de Velpeau, il ne s'agissait que de perforer une membrane peu épaisse, tendue comme un opercule dans l'avant-urèthre, qui existait mais ne fonctionnait pas à cause d'une ouverture hypospadienne, il n'en est plus de même dans l'immense majorité des cas où ce tunnel devait être creusé en plein tissu et la coarctation était de règle ; aussi voyons-nous les chirurgiens perfectionner leur outillage pour éviter les cicatrices, les adhérences, sans parler des accidents septiques obligatoires pour ainsi dire à cette époque. — Maisonneuve agrandit le trajet à l'aide de son uréthrotome et propose un moyen ingénieux qui consiste à découper, sur la face inférieure de la verge, un lambeau étroit de même longueur que le nouveau canal, en ayant soin de laisser ce lambeau adhérent par son extrémité antérieure près de l'orifice anormal. Puis à l'aide d'un fil, de renverser ce lambeau et de l'attirer dans le canal qu'il vient de créer pour en doubler la paroi inférieure ; et c'est la première tentative d'uréthroplastie que nous voyons essayer.

A côté de ces cas où l'on essaya l'uréthrogénie par différents procédés, les auteurs s'étaient aussi attaqués aux complications de l'hypospadias. C'est ainsi que J. L. Petit, le premier, intervint chez un malade, porteur d'hypospadias, dont la verge était si considérablement incurvée que la peau du scrotum lui servait d'enveloppe dans toute sa partie inférieure. Nous n'insisterons pas sur l'opération qu'il fit et qui aujourd'hui est devenue insignifiante à cause des procédés dont nous disposons, mais rappelons qu'à cette époque il fallait un grand courage pour oser l'aborder et que le souci du chirurgien était, lorsqu'il avait incisé la palmure qui retenait le pénis au scrotum ou lorsque, ce qu'on fit plus tard, on avait excisé une partie de la bande fibreuse, de diriger tous ses efforts contre l'adhérence cicatricielle nouvelle qui pouvait se produire.

C'est Müller, le premier, qui osa proposer de s'attaquer directement à l'hypospade en faisant la réfection du canal de l'urèthre, mais, dans le cas qu'il opéra une gouttière existait à la face inférieure du pénis, les replis étaient accolés l'un à l'autre, si bien qu'il suffit de les réunir ensemble.

De tout cela il résulte qu'avant Bouisson aucune tentative présentant de sérieuses chances de succès ne fut faite pour donner un nouvel urèthre aux hypospades qui étaient considérés comme incurables.

C'est pourquoi,après le mémoire de Bouisson,la question est mise à l'ordre du jour, et nous sortons de l'histoire pour entrer dans l'étude des tentatives opératoires qui ont été faites. Enfin l'ère antiseptique arrive apportant avec elle au chirurgien une certitude plus grande de succès tout en lui permettant plus d'audace.

C'est le premier mai 1858, que Bouisson opéra son premier malade. En 1861 il fit paraître son mémoire et posa les principaux temps de l'opération que M. le Professeur Duplay reprit et perfectionna, à savoir :

1° Traitement contre les adhérences et l'incurvation de la verge.

2° Réfection de l'urèthre pénien.

3° Réfection de l'urèthre balanique et procédés de fermeture des fistules sous-péniennes.

Tentatives dirigées contre les adhérences et l'incurvation de la verge.

Opération pour remédier à l'hypospadias avec adhérence du pénis au scrotum.

Pour remédier à la palmure de la verge, Bouisson propose l'incision simple de la palmure, comme dans le procédé ordinaire pour les adhérences digitales, ou l'incision avec les précautions diverses destinées à assurer la cicatrisation isolée de la membrane cutanée et empêcher la difformité de se reproduire. Il faut diviser la membrane, placée entre la verge et le scrotum, soit avec un bistouri, soit avec des ciseaux droits, depuis sa base jusqu'au sommet, en ayant soin de ne pas blesser l'urèthre. Puis, lorsque la séparation de la verge et du scrotum est obtenue, la verge est relevée du côté de l'abdomen et les lèvres serpectives de la division cutanée doivent être réunies par des points de suture.

Ce procédé avait été employé une fois, nous l'avons vu, par J. L. Petit, mais n'avait donné que peu de résultats, car on avait oublié d'agir, en outre, contre la rétraction des corps caverneux.

Dans certain cas, dit Bouisson, la section simple peut ne pas être suffisante, il peut parfois cas se passer ce que l'on peut rencontrer dans la section de la membrane des doigts palmés, c'est-à-dire un travail graduel de cicatrisation qui s'étendant de proche en proche reproduit l'adhérence primitive. Aussi voyons-nous Bouisson proposer le procédé de Zeller qui consiste à tailler dans le voisinage un petit lambeau cutané qu'on renverserait de manière à le greffer à l'angle supérieur de la plaie. De cette façon il n'y aurait aucune tendance à reproduire l'adhérence anormale.

Mais à côté de la libération de la verge, il est un autre symptôme contre lequel il faut encore remédier, c'est l'incurvation de la verge résultant non seulement des adhérences, mais encore de l'arrêt de développement et de la rétraction consécutive de l'enveloppe fibreuse et de la cloison des corps caverneux. C'est ce que tenta Bouisson dans une deuxième opération chez un malade auquel il avait fait en premier la section de la bride.

Il fit à la face inférieure de la verge une incision avec la pointe d'une lancette, puis introduisant par cette ouverture un ténotome, à l'aide duquel il divisa l'enveloppe fibreuse des corps caverneux à peu près vers le milieu de l'espace compris entre le gland et l'ouverture de l'urèthre anormal. Puis il engagea l'instrument à travers les deux corps caverneux, incisa la cloison verticalement et put obtenir le redressement de la verge. Le résultat fut excellent.

A l'aide d'une de ces deux opérations l'hypospadias proprement dit n'a nullement été modifié, mais sa plus grave complication a été détruite et, si l'intégrité de la fonction génitale n'a pu être restituée, elle a reçu du moins par ce fait du retour de l'érection en ligne droite et de la faculté du coït, un changement avantageux.

Nous passons maintenant à l'étude du deuxième temps : la réfection de l'urèthre.

Deux cas peuvent se rencontrer ; l'un, de beaucoup le plus rare, dans lequel il existe en avant de l'ouverture hypospadienne une gouttière à la partie inférieure, gouttière limitée par deux lèvres. Il suffit dans ce cas d'employer le procédé que Müller avait proposé et qui consiste, comme nous l'avons vu plus haut, à rapprocher les deux lèvres de la gouttière et à les suturer. Mais ces faits sont l'exception et beaucoup plus souvent il n'existe aucun vestige et le chirurgien doit constituer de toutes pièces un nouvel urèthre. C'est là que Bouisson fit véritablement œuvre de grand chirurgien en instituant son procédé et comme nous le verrons, c'est sur ce point que différeront les techniques des chirurgiens modernes. Mais ce procédé il ne le fit que pour un cas d'hypospade scrotal et il préconisait pour la création de l'urèthre, dans le cas d'hypospade pénien, de recourir au procédé de Maisonneuve.

Voyons donc ce qu'il fit dans un cas d'hypospadias péno-scrotal. Lorsque, dit-il, l'ouverture anormale est placée à l'angle de réunion du pénis et du scrotum, c'est à la chirurgie plastique qu'il faut demander des ressources pour réparer la difformité, et lorsque l'on veut obtenir un canal étendu, on ne saurait espérer arriver à un résultat qu'en taillant des lambeaux cutanés, qui offrent à la cavité même du nouveau canal leur surface saignante et il est indispensable que le choix du moyen autoplastique porte exclusivement sur les méthodes qui consistent à tailler sur les régions les plus voisines des lambeaux tégumentaires. Ces lambeaux doivent être assez grands pour être pliés et retournés, et offrir ainsi leur surface épidermique à la cavité même du canal qu'ils doivent reconstituer, de manière à ce que l'urine coule sur une surface déjà protégée par un épiderme normal. C'est, en s'inspirant de cette idée, qu'il lui sembla naturel d'emprunter au scrotum le lambeau réparateur et de le tailler assez loin pour qu'il put non seulement être ramené d'arrière en avant sur la face inférieure de la verge, où il devait former le plancher du canal, mais pour qu'il pût être renversé ensuite d'avant en arrière sur sa propre longueur, en s'accolant par sa surface saignante et, par conséquent, en se doublant lui-même de manière à présenter deux surfaces épidermiques, et à rendre inutile la dissection de nouveaux lambeaux destinés à faire la duplication du premier. Enfin deux incisions longitudi nales pratiquées sur les parties latérales de la verge doivent recevoir les bords du lambeau scrotal redoublé qui donne ainsi une paroi uréthrale épaisse.

Bouisson mit son procédé en application, mais, malheureusement, ne put obtenir un résultat favorable, le lambeau scrotal se sphacéla et fut éliminé. Malgré cet échec Bouisson montra que là était l'avenir de la chirurgie et il joint à son observation quelques réflexions pour montrer que s'il y eut échec, c'est qu'il y eut quelques fautes commises.

Par ce procédé, Bouisson remédiait, en outre, à la fermeture de l'hypospadias, puisque son lambeau le recouvrait et il supprimait ainsi une nouvelle opération, la suture de la fistule. Dans les cas d'urèthre pénien, en effet, où comme il le signalait, on avait un nouvel urèthre à l'aide du procédé de Maisonneuve. En créant cet urèthre dans l'épaisseur de la verge, il restait à aboucher ce nouveau canal avec l'orifice hypospadien et, pour cela, deux méthodes étaient employées :

L'uréthrorraphie, dans laquelle on se contentait avant d'appliquer la suture de scarifier l'orifice ou de le dénuder par des applications irritantes, d'aviver les bords, de les rapprocher et de les maintenir affrontés à l'aide de la suture entortillée ou de la suture en bourre de Ricord.

L'uréthroplastie, dont Alliot avait tracé les règles et qui, entre ses mains, avait donné de bons résultats dans un cas d'ouverture fistuleuse de l'urèthre. Il pratiqua d'un côté de la fistule des incisions latérales dépassant en haut et en bas la fente fistuleuse et disséqua la peau de ce côté, tandis que de l'autre, il l'enleva parallèlement dans une étendue de 6 à 7 lignes. Reportant alors le lambeau flottant sur la surface dénudée, il pratiqua deux points de section loin de l'urèthre, après avoir placé une sonde dans le canal. La guérison avait été obtenue.

Dieffenbach, dans un autre cas, s'était contenté de détacher la peau autour du trajet fistuleux et d'en faire deux plis que l'on adosse par leur surface saignante.

Mais ces procédés ne pouvant toujours être employés dans l'hypospadias à cause de la création du nouvel urèthre et du manque de tissu, on était parvenu à faire la clôture hypospadienne en plusieurs temps et en créant d'abord une boutonnière périnéale, fistule auxiliaire par laquelle l'urine s'écoulant n'empêchait pas les parties réparées de prendre.

Voici donc où en était la chirurgie à l'époque de Bouisson et le grand mérite de cet auteur fut de proposer la réfection de l'urèthre et la fermeture de l'hypospadias à l'aide de la méthode autoplastique en empruntant un lambeau scrotal.

Cinq ans plus tard, Moutet ayant à opérer un jeune homme de 22 ans, mit en usage un nouveau mode opératoire. Un premier lambeau quadrilatère, assez large pour recouvrir la face inférieure de la verge, et assez long pour s'étendre jusqu'au gland, fut circonscrit sur le scrotum renversé d'arrière en avant, et fixé à la face inférieure de la verge ; ce lambeau présentait ainsi sa face épidermique du côté de la cavité du nouveau canal. Pour recouvrir sa face cruentée, le chirurgien de Montpellier, eut l'idée de circonscrire à la région pubienne, une bande de peau, de la détacher complètement à sa partie moyenne en la laissant adhérente à ses deux extrémités, enfin de faire passer la verge au-dessus d'elle de manière que la face saignante du lambeau pubien se trouve en rapport avec la face cruentée du lambeau scrotal. L'application de ces deux lambeaux fut assurée par de nombreux points de suture.

Les suites ne furent pas heureuses, le lambeau pubien se sphacéla, et le lambeau scrotal se désunit.

En 1874, M. Théophile Auger présenta à la Société de chirurgie un jeune homme de 16 ans, guéri d'hypospadias péno-scrotal à l'aide d'un procédé urèthroplastique dans lequel il emprunta ses lambeaux à la verge, au lieu du scrotum comme Bouisson et Moutet. La largeur du lambeau et surtout la structure peu vasculaire du scrotum devait en effet faire prévoir le peu de chance de succès ; aussi M. Auger modifia-t-il la technique. « Une première incision sur le fourreau de la verge, allant de la base du gland au scrotum parallèlement à la direction de l'urèthre et à une distance d'un centimètre et demi du raphé-médian. Deux petites incisions transversales partant de chaque extrémité de la précédente vont rejoindre la ligne médiane l'antérieure au niveau du méat, la postérieure au-dessous du pertuis uréthral sur le scrotum. Le lambeau cutané circonscrit par ces trois incisions, forme une bandelette, qui est soulevée et détachée du corps de la verge jusqu'à ce qu'elle puisse être renversée, comme un ourlet, de façon à constituer un canal qui continue en arrière avec l'urèthre et aboutit en avant au gland. La surface épidermique de la peau ainsi renversée fait suite à la surface épithéliale de la muqueuse. » Pour recouvrir la surface saignante de ce nouvel urèthre et l'inclure dans l'épaisseur du pénis M. Théophile Anger décolle la peau de la verge et des bourses du côté droit à partir de la ligne médiane, jusqu'à ce que le lambeau, chevauchant par dessus le précédent, vienne affronter son bord libre avec le bord correspondant de la plaie du côté opposé. Le nouvel urèthre fut maintenu enroulé sur une sonde à l'aide de six points de suture disposés de la façon suivante :

Chaque fil traversait premièrement le bord libre et renversé du lambeau uréthral, puis, les deux chefs réunis, après avoir perforé la peau de dedans en dehors, à la base du lambeau superficiel, étaient engagés dans un tube de Galli. C'était la suture profonde. Quelques points de suture entre-coupée et des serres-fines assuraient la réunion exacte des bords du lambeau superficiel avec les bords correspondants de la peau du côté opposé.

Mais, dit M. Duplay, il est à craindre que les larges lambeaux nécessités par l'opération de M. Anger ne soient prédisposés à la gangrène, ce qui peut avoir des conséquences très fâcheuses, car pour peu que la destruction soit étendue, le chirurgien peut-être exposé à manquer d'étoffe pour renouveler une seconde tentative opératoire. De plus, la double suture, nécessitée par le chevauchement d'un lambeau sur l'autre, est assez compliquée et exige une certaine habileté de main

Enfin, dans aucun cas des procédés employés jusqu'ici, on ne s'est préoccupé de la réfection du méat. Or, en dehors de l'irrégularité des formes extérieures, l'absence d'un méat creusé, dans l'épaisseur du gland, présente de réels inconvénients.

Le nouvel urèthre privé de tissu érectile dans toute sa portion pénienne ne peut contribuer, pour sa part, à l'excrétion du sperme qui s'échappe par une ouverture flasque et située au-dessous du gland, et, dans ces cas, la projection du sperme doit être nulle ou du moins avoir lieu dans une direction vicieuse et par suite les chances de fécondation sont restreintes.

C'est en tenant compte des différentes tentatives faites, s'appuyant sur de nouvelles données que M. le Professeur Duplay chercha une nouvelle méthode thérapeutique et qu'il formula les préceptes suivants, que l'on a toujours suivis depuis et qui forment le manuel opératoire du traitement de l'hypospadias. Voici ce que l'on doit faire :

1° Délivrer la verge de ses attaches inférieures, faire disparaître son incurvation de manière qu'elle puisse se relever vers l'abdomen et prendre pendant l'érection une direction qui permette le coït.

2° Création d'un nouveau canal, et donner à ce nouvel urèthre un méat creusé dans l'épaisseur même du gland, de façon à lui conférer une certaine rigidité des bords qui le limitent.

3° Fermeture de l'hypospadias qu'il faudra faire en dernier lieu et toujours après la réfection assurée du nouvel urèthre.

Jusque là les chirurgiens s'étaient proposés de créer d'un seul coup et tout d'une pièce le nouvel urèthre. En agissant ainsi, les conditions d'insuccès sont augmentées, car l'une des principales causes de cet insuccès est l'infection de la plaie par l'urine si difficile à éviter quel que soit le procédé que l'on emploie pour évacuer le liquide. D'où la nécessité de laisser l'ouverture hypospadienne par où s'écoulera l'urine et de ne fermer que quand le nouvel urèthre sera bien établi.

Etudions maintenant en détail la technique opératoire de notre maître.

1er Temps. — Redressement de la verge. — Cette indication a été nettement posée, nous l'avons vu, par Bouisson qui a indiqué en même temps le moyen de la remplir, mais que M. Duplay modifia cependant.

Incision transversale au niveau de la partie moyenne de la bride qui unit le gland à l'ouverture hypospadienne. Incision faite couche par couche jusqu'à ce que l'on arrive à l'enveloppe fibreuse des corps caverneux que l'on entame jusqu'à ce que toute incurvation de la verge ait disparu. De cette dissection résulte une plaie de forme losangique qu'on réunit par quelques points de suture. Dans les formes plus avancées de l'hypospade, il ne suffit plus de s'attaquer à l'enveloppe fibreuse des corps caverneux, il ne faut pas craindre d'entailler profondément les corps caverneux eux-mêmes.

Pendant toute la durée de la cicatrisation, la verge sera appliquée contre le ventre et l'on surveillera le travail de cicatrisation afin d'empêcher tout retrait consécutif.

On profitera de cette première opération pour faire la restauration du méat urinaire.

Pour créer ce méat, on avive, à leur partie inférieure, les deux lèvres de l'échancrure qui figure chez les hypospades l'ébauche du méat normal, on place, entre ces deux lèvres, un bout de sonde et l'on réunit pardessus les parties avivées à l'aide d'un ou deux points. Si l'échancrure est trop peu profonde pour permettre la création d'un méat suffisant, une incision médiane ou deux petites incisions latérales pratiquées dans l'épaisseur du gland permettraient de loger la sonde et de faire la suture au dessous.

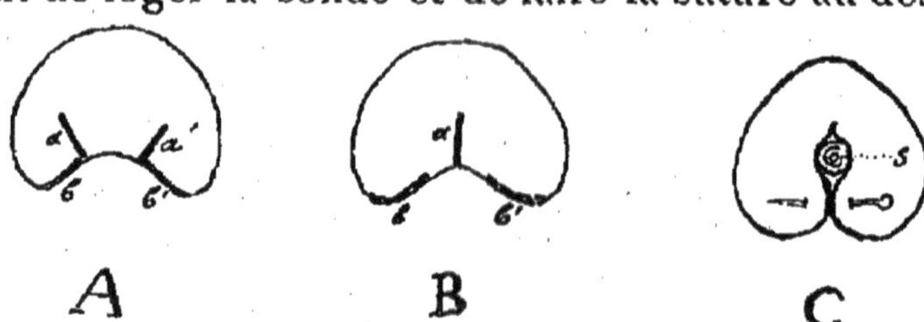

Restauration du meat urinaire.

Schéma A. — a a'. Deux petites incisions latérales.
b b'. Avivement des deux lèvres de l'échancrure qui représente le méat.

Schéma B. — a. Incision médiane.
b b'. Avivements.

Schéma C. — Suture.

La restauration du méat que l'on peut remettre à plus tard, faite à ce moment, présente l'avantage d'offrir une sorte d'*amorce* au nouveau canal et de fournir un point d'appui à la sonde sur laquelle celui-ci devra se mouler.

2° Temps. — Création du nouvel urèthre à la face inférieure depuis le méat jusqu'au voisinage de l'ouverture hypospadienne. — Dans un premier mémoire, paru en 1874, M. Duplay, indiquait un procédé qui consistait à tailler, à la face inférieure de la verge, deux lambeaux quadrilatères qui, disséqués de dehors en dedans et restés adhérents sur la ligne médiane, devaient être suffisants pour recouvrir une sonde de volume convenable et de telle façon que la surface épidermique soit en contact avec la surface de la sonde, tandis que leur surface cruentée regarde en dehors. La surface cruentée était ensuite recouverte par la peau des parties latérales de la verge disséquée et attirée sur la ligne médiane. Des points de suture séparés traversant à la fois et de chaque côté les deux lambeaux superposés les unissent sur la ligne médiane. Mais, il reconnut lui-même que ce procédé présentait plusieurs inconvénients. Tout d'abord, l'étendue du lambeau latéral nécessaire pour recouvrir le premier, exerçait une traction telle sur les parties latérales de la verge qu'il était nécessaire parfois de faire une incision libératrice sur le dos de la verge ; enfin, on affronte sur la ligne médiane des surfaces

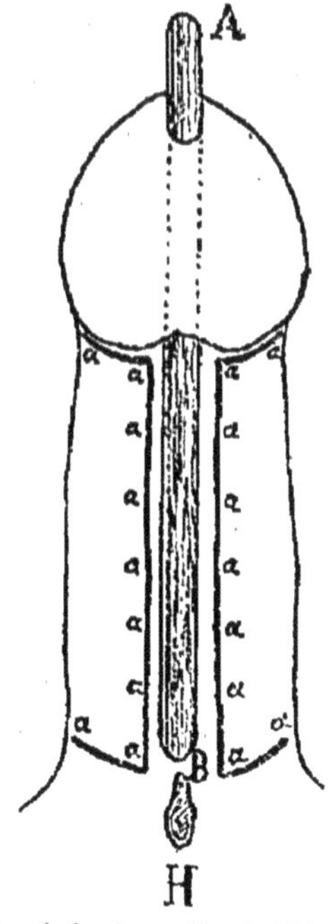

Réfection du Canal, la portion balanique étant déjà réparée. (Trais des lambeaux).
A B. Sonde.
a a a a. Incisions limitant les lambeaux.
H. Ouverture hypospadienne.

peu étendues et dont le contact n'est pas suffisant avec les points de sutures séparés, d'où un défaut de réunion. Aussi, M. Duplay apporte les modifications ci-dessus :

Au lieu de tailler sur la face inférieure de la verge deux lambeaux assez larges pour recouvrir complètement la sonde, bornez-vous à tracer de chaque côté de la ligne médiane et à quelques millimètres en dehors de cette ligne une incision longitudinale. Il faut disséquer à peine la lèvre externe de manière à l'incliner en de dans sur la sonde, mais sans chercher à la recouvrir complètement. Disséquez alors, au contraire, très largement la lèvre externe de chaque incision de manière à amener vers la ligne médiane la peau des parties latérales de la verge. Ainsi, la traction de la peau est presque nulle et vous pouvez sur la ligne médiane mettre en contact non plus un mince bord, mais une surface de quelques millimètres d'étendue, et par suite la réunion a plus de chances de s'effectuer.

Quoique la sonde ne soit pas, en réalité, entièrement recouverte par une surface cutanée, il n'en résulte aucun inconvénient pour le nouveau canal.

Quant au mode de réunion il est très important, et M. Duplay insiste avec raison sur la nécessité de pratiquer la suture enchevillée et de la façon ci-après :

Employez des fils d'argent très fins. Chaque point de suture sera séparé du suivant d'un demi-centimètre, il sera simple et non double. Les extrémités de chaque fil sont passées dans des trous pratiqués à des distances convenables à travers deux bouts de sonde placés parallèlement.

Lorsque la constriction est jugée suffisante, les fils sont assujettis par des tubes de Galli. Ainsi, des surfaces étendues, et non plus des simples lèvres, sont fortement adossées l'une à l'autre ; les plis ainsi placés ne causent aucune constriction et ne déterminent pas, comme la suture en-

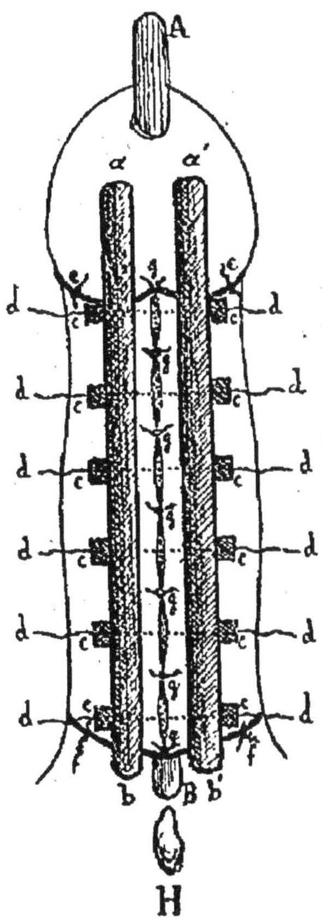

Réfection du Canal (Les sutures placées).

A B. Sonde.
g g g. Points de suture superficielle.
d d d. Fils d'argent de la suture enchevillée.
c c c c. Tube de Galli de la même suture.
a b a' b'. Tubes pleins traversés à des distances convenables par les fils d'argent.
e e. Points de suture des bords supérieurs des lambeaux.
f f. Points de suture des bords inférieurs des lambeaux.
H. Ouverture hypospadienne.

chevillée ordinaire à doubles fils, des larges ouvertures au point d'entrée et de sortie par suite de l'éloignement des deux fils. Quelques points de suture séparée, superficielle sont parfois nécessaires pour compléter certains écartements que l'on peut rencontrer dans l'espace qui se trouve entre deux sutures. Quant à la partie antérieure de chacun des deux lambeaux, ils doivent être fixés à la partie postérieure du gland, préalablement avivée, au moyen d'un ou deux points de sutures séparés.

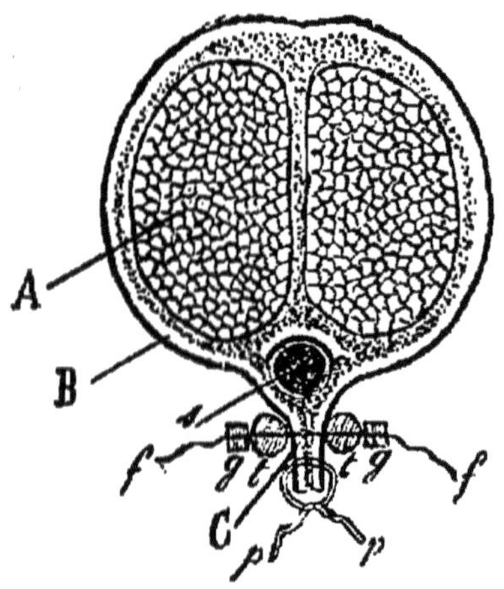

Schéma.

Coupe de la verge pour montrer la disposition des différentes parties de la suture encbevillée.

A. Corps caverneux.
B b. Peau de la verge.
C c. Les deux lambeaux accolés et formant le nouveau canal.
s. Sonde.
t. Suture enchevillée avec tube perforé (t) et tube de Galli (g).
p. Un point de suture superficielle.

Une bougie placée dans ce tronçon uréthral et laissée quelques jours, sert de charpente, de moule au nouvel urèthre et le protège contre le contact de l'urine.

Il est nécessaire, préparant ainsi la réussite du troisième et dernier temps, de tailler ces lambeaux à la partie postérieure le plus près possible de l'ouverture hypospadienne, ce qui réduit la fistule uréthrale au minimum et permet d'opérer la jonction des deux tronçons uréthraux avec plus de facilité.

3e Temps. — Abouchement des deux portions du canal. — Le pourtour de l'ouverture hypospadienne étant avivé dans une étendue d'un centimètre environ, on rapproche les deux bords, on les affronte et on les suture à l'aide du même mode de suture, c'est-à-dire à la suture enchevillée avec fils d'argent simples traversant deux bouts de sonde et arrêtés de chaque côté par des tubes de Galli. Une sonde est introduite dans la vessie et laissée en place deux à trois jours. L'urine s'écoule à mesure qu'elle arrive dans la vessie. Quelques injections d'eau boriquée tiède assurent la propreté et le maintien de la sonde à demeure.

Le décubitus latéral facilite l'issue de l'urine en évitant en outre qu'elle ne dégoutte sur la plaie scrotale.

Enfin on se trouvera bien de faire prendre par précaution un peu de benzoate de soude au malade agissant ainsi sur la qualité des urines que l'on rendra plus facilement aseptiques et de donner quelques calmants à l'intérieur, tels que le bromure de potassium pour éviter les érections qui peuvent venir compromettre le résultat.

Les sutures seront retirées le huitième ou dixième jour.

En somme M. Duplay a mis en usage un procédé pratique d'uréthroplastie empêchant la rétraction, les adhérences, les rétrécissements si fréquents dans l'ancien mode de résection du canal, et de plus il a inventé une méthode thérapeutique originale et il a réglé le manuel opératoire de façon à le mettre, pour ainsi dire, à la portée de tous.

Au point de vue de la plastique pénienne, les résultats sont très corrects, au point de vue fonctionnel, ils sont satisfaisants; les malades urinent à la façon ordinaire, le seul inconvénient qu'ils accusent consiste dans le séjournement de quelques gouttes d'urine dans la portion nouvellement créée, mais il suffit pour en provoquer l'expulsion d'exercer avec les doigts, après chaque miction, une légère pression d'arrière en avant sur le canal de l'urèthre. Quant aux fonctions génitales elles s'opèrent presque normalement; l'érection est devenue à peu près rectiligne et indolore et permet aisément l'introduction du pénis et la copulation.

Nous allons maintenant passer en revue les modifications que certains chirurgiens ont cru devoir appliquer au procédé de notre Maître.

C'est, on peut le dire, presque exclusivement sur le procédé de réfection de l'urèthre que les tentatives des chirurgiens contemporains ont porté. C'est grâce aux progrès réalisés par l'antisepsie, grâce à la découverte des doctrines microbiennes introduisant d'abord l'antisepsie et surtout l'asepsie dans le domaine chirurgical que ces tentatives purent être faites. Quant au point de vue du manuel opératoire rien n'a été modifié aux règles posées par notre maître.

Du côté du redressement du pénis, rien de nouveau à signaler tout le monde se conforme au procédé de M. Duplay.

Du côté de la reconstitution de la portion glandulaire nous voyons Max Schuller dans les Archives de clinique berlinoise ainsi que Koënig, proposer quelques modifications insignifiantes (Max Schuller. *Archives de clinique berlinoise 1892*). Celui-ci fait sur chaque bord de la gouttière balanique deux incisions profondes. La lèvre inférieure de chaque incision est ramenée sur la ligne médiane, les parties cruentées affrontées et suturées par des points de suture extra-canaliculaires, les lèvres supérieures ramenées également en dedans au-dessus des premières sont suturées par une première suture sous-épidermique et quelques points superficiels.

Koënig utilise un lambeau préputial. On fait sur la face inférieure du gland un sillon, puis on vient tapisser la face inférieure de l'organe au moyen d'une moitié du prépuce suturée sur la ligne médiane et détachée au niveau de son insertion coronale, sauf un pédicule mince autour duquel on le fait basculer.

Sauf le procédé à lambeau prépucial de König qui vient compliquer l'opération et n'est d'aucun secours, à notre avis, rien n'est modifié de ce côté, non plus d'ailleurs que du côté de la fermeture de la fistule.

M. Délore propose de faire la suture en étages et en 1897, M. Nové Josserand modifia aussi le procédé de fermeture, mais sans rien de bien spécial.

C'est surtout dans la réfection de l'urèthre que les efforts ont porté. Nous pouvons les classer sous trois chapitres, suivant le procédé d'autoplastie.

1° Procédé d'autoplastie à lambeau pénien celui qu'employait Thiersch, M. Anger, M. Duplay, M. Pousson, M. Routier.

2° Procédé à lambeau scrotal avec Bouisson, Moutet, Bidder, Landeur, Rochet.

3° Procédé par la méthode italienne, avec Laurent, Nové Josserand.

Le procédé à lambeau pénien qu'avait employé Monsieur Duplay, fut repris par MM. Pousson de Bordeaux et Routier de Paris, qui apportèrent quelques modifications dans le manuel opératoire seul.

Les procédés de Pousson et de Routier furent créés pour remédier à la longueur du procédé de notre maître, suivant ces auteurs ; M. le Professeur Pousson en supprimant le troisième temps, M. le Dr Routier en modifiant le deuxième.

Sans vouloir relater les observations de ces malades que l'on trouvera publiées et qui ne présentent aucun intérêt, nous allons insister seulement sur la modification apportée par chaque auteur.

Procédé de Pousson. — Hypospade périnéo-scrotal — Le malade endormi, il commença par abraser de petites franges cutanées existant de chaque côté de la gouttière, et qui saillantes dans le nouvel urèthre auraient pu gêner. Puis, à deux centimètres du bord droit de la gouttière qui forme le vestige de l'urèthre, il fit une longue incision commençant au niveau du sillon balano-préputial et se prolongeant en arrière un peu au delà de l'ouverture périnéale de l'urèthre profond. A chaque extrémité de cette première incision il en fit une autre transversale s'arrêtant à peu près à trois millimètres de la gouttière uréthrale. Ces incisions très profondes vont jusqu'à l'enveloppe fibreuse des corps caverneux. Le lambeau est ensuite disséqué de façon que son épaisseur augmente à mesure que l'on se rapproche de la ligne médiane, de telle sorte, qu'à ce niveau, il comprend le corps spongieux étalé.

Du côté gauche, même incision à quatre millimètres du bord, puis, une sonde étant introduite dans la vessie, on renverse sur elle le lambeau droit dont le bord libre est suturé à l'aide de catgut au bord du lambeau gauche, également retourné sur la sonde.

L'urèthre est ainsi reconstitué dans ses portions pénienne et périnéo-scrotale par un premier plan du lambeau, avant de la recouvrir d'un second plan. M. Pousson aboucha son orifice porté à l'orifice de l'urèthre membraneux à l'aide d'une suture en bourse. Les deux lèvres externes de longues incisions primitivement faites furent, grâce à la laxité du fourreau de la verge, amenées au contact par dessus les lambeaux retournés face cruentée en dehors et suturés au crin de Florence sur la ligne médiane.

Le canal balanique est reconstitué suivant le procédé de M. Duplay.

Ainsi dans ce procédé nous avons : tentative de cure de l'hypospadias en une seule séance. — Suture spéciale ; l'une au catgut, l'autre au crin de Florence.

Procédé de M. Routtier. — « Pour la portion pénienne du canal, au lieu de faire des lambeaux en volets et dans la crainte de voir ces lambeaux se sphacéler et par là même m'exposer à avoir plus tard une perte de substance, sinon irréparable, du moins fâcheuse et pouvant compromettre le succès définitif, je me suis contenté de tracer sur la face inférieure de la verge et des deux côtés de la ligne médiane, deux incisions parallèles à l'axe de la verge limitant entre elles une surface suffisante pour recouvrir une sonde n° 18. Les deux bouts externes de ces incisions se sont immédiatement éloignés vers la partie externe de six ou sept millimètres environ ; par quelques coups de pointe de bistouri je pus leur permettre de s'éloigner encore un peu de telle sorte, que la surface cutanée, destinée à former le canal futur, se trouvait limitée par deux rectangles de surface cruentée destinée à s'accoler ensemble. Pour cela faire, mettant la sonde parallèle à l'axe de la verge, je la recouvris par la surface de peau à ce destinée et comprise entre mes deux incisions initiales et suturai au catgut les bords externes de mes incisions primitives. Quant aux deux rectangles de surface cruentée qui restaient sur les parties latérales, je les ai affrontées à l'aide de points de suture entrecoupés avec du fil d'argent très fin. »

Tels sont les changements que ces auteurs firent dans le manuel opératoire.

Le procédé à lambeau scrotal, qu'avaient employé Bouisson et Moutet, fut repris dans ces dernières années par M. Rochet chirurgien de l'Antiquaille à Lyon, et, en 1896, par M. Denisson qui, dans les cliniques chirurgicales de Berlin, fit paraître un article intitulé « Uber die Opération Bihondlung der männlichen Epispadie und Hypospadie nach Rosenberg's Methode » dans lequel il montre que le principe des autoplasties à lambeau scrotal appliqué par Bidder et Landerer, au traitement de l'hypospadias était dû à Rosenberg, qui l'avait employé pour la première fois en 1884.

Mais c'est du côté du procédé de greffe autoplastique par la méthode italienne, qu'ont été créés les opérations les plus diverses.

En 1895, Laurent, de Bruxelles, employa à la reconstitution de la portion pénienne de l'urèthre, un lambeau abdomino-fémoral. Après diverses tentatives de réfection de l'urèthre, l'auteur s'arrêta à l'opération suivante :

Sur la face antéro-interne de la cuisse gauche et sur la partie inférieure de l'abdomen on fit deux incisions longues de six centimètres, légèrement obliques en bas et en dehors, parallèles à trois centimètres, c'est-à-dire écartées l'une de l'autre d'une distance légèrement supérieure à celle de la portion du canal à reconstituer. La dissection de ce lambeau fut faite, il fut laissé adhérent par ses deux pédicules, l'un supérieur ou abdominal, l'autre inférieur ou crural constituant de la sorte un lambeau à part.

La verge fut ensuite avivée à sa partie inférieure. Des sutures perdues au catgut fin, para-uréthrales et n'intéressant pas la muqueuse furent établies. Le canal fut suturé dans ce second temps et restait bordé des deux côtés d'une bande d'avivement d'un centimètre de large.

Le troisième temps de l'opération est assez singulier et peut même paraître bizarre : la verge fut introduite sous ce pont la face inférieure tournée en avant le gland dépassant de l'autre côté. Afin que la verge ne fut point comprimée les jours suivants, par suite du gonflement post-opératoire, le pont fut disséqué sur une étendue suffisante. Des sutures profondes perdues au catgut fin, mettent en contact intime la face cruentée du pont avec la surface cruentée de la verge et les bords du lambeau furent cousus à la soie sur toute l'étendue des bandes d'avivement de la verge. La région opératoire fut simplement lavée à l'eau stérilisée. La réunion fut vite achevée et le 12e jour on sectionna les pédicules.

Enfin, l'an dernier, M. Noué Josseraud employa un autre procédé. La verge ayant été redressée, le méat reconstitué, à l'aide d'une sonde cannelée il créa à la face inférieure un tunnel sous le derme, puis prenant à la peau de la cuisse un lambeau d'épiderme, il entoura une sonde n° 22 d'un véritable manchon de peau. La face cruentée étant en dehors, il suture les bords et il introduit ce manchon dans le trajet sous-dermique qu'il vient de faire, de façon que les surfaces cruentées soient appliquées l'une contre l'autre. Il recommande d'employer une sonde volumineuse qu'il laisse quatre jours en place. Au bout de ce temps il retire la sonde avec beaucoup de précaution pour empêcher toute constriction de se faire. Dans un deuxième temps il ferme la fistule hypodermique.

Citons enfin les autres cas de Faquet, de Rosenski. de Lauenstein, de Filtz Gérald, qui firent quelques petites modifications.

Mais quoi qu'il en soit de ces différentes méthodes, elles diffèrent peu de celle de notre Maître, et il y a ici quelques complications.

La difficulté de voir ces nouveaux lambeaux prendre, surtout si les précautions les plus minutieuses n'ont pas été prises. De ce fait il en résulte que ces procédés sont moins accessibles aux praticiens.

Il est enfin un dernier point que nous devons aborder, avant de terminer l'étude de ce travail, c'est la question de l'époque à laquelle on doit intervenir lorsqu'on se trouve en présence de jeunes sujets, Bouisson préférait attendre la puberté. Tel n'est pas l'avis de notre Maître.

Le redressement de la verge et la réfection de la portion balanique de l'urèthre et du méat devrait être pratiquée dans les premières années de la vie ; en agissant ainsi on profite du développement ultérieur de l'organe, la verge a dès lors toute chance de se développer comme à l'état normal.

Pour ce qui concerne le deuxième temps, c'est-à-dire la réfection de la portion du canal de l'urèthre, M. le professeur Duplay est d'avis que l'opération peut se faire à tout âge. Il conseille cependant d'attendre de préférence le développement de la verge. De cette façon on se met dans de meilleures conditions au point de vue opératoire, que si l'on avait à faire à une verge incomplètement développée. Les résultats en sont aussi plus parfaits.

Reste le troisième temps, c'est-à-dire l'abouchement des deux portions du canal. M. Duplay préfère attendre la puberté.

A cet âge on peut compter sur le concours raisonné des malades et leur imposer certaines précautions sans lesquelles il serait difficile d'arriver à un bon résultat. On peut procéder à ce dernier temps même chez les jeunes enfants toutes les fois qu'on aura à faire à des sujets suffisamment raisonnables et entourés de parents soucieux et intelligents. Car la moindre négligence, un effort par trop brusque de l'enfant, peut compromettre sérieusement le succès de l'opération. En effet, la présence de la sonde à demeure peut, à un certain moment, provoquer du tenesme vésical ; l'enfant se met alors à pousser de toutes ses forces, la verge devient turgescente, se tuméfie et l'on se voit dans la nécessité, afin d'éviter les accidents qui pourraient en résulter, d'enlever les points de suture le plus rapidement possible.

Vouloir relater l'histoire des malades que M. le professeur Duplay a eu l'occasion d'opérer depuis près de trente ans nous serait non seulement très difficile, vu que le plus grand nombre d'entre eux ont été opérés en ville, mais nous obligerait aussi à dépasser de beaucoup les limites de cette thèse. Du reste notre Maître a eu l'occasion de revoir à différentes époques un grand nombre de ses opérés et de constater les réels services que rend aux hypospades l'application rigoureuse de sa méthode opératoire. Nous avons été nous-même assez heureux d'en voir quelques-uns. Qu'il nous soit donc permis de dire combien nous avons été frappé par les résultats vraiment merveilleux de cette opération. Nous pouvons même ajouter que dans bien des cas nous avons mis toute notre attention afin d'arriver à découvrir les traces de l'ancienne opération. Le redressement de la verge, la résection du canal glandulaire et du méat ne laissent rien à désirer ; de plus, des renseignements, que notre enquête nous a permis d'avoir auprès de ses anciens malades, ont été tous en faveur du procédé de notre Maître, car toutes les fonctions de cet organe s'accomplissaient d'une manière très satisfaisante.

Nous n'avons rien de bien spécial à signaler au sujet des suites opératoires. Il suffirait de dire que, dans le cours de la longue pratique de notre Maître jamais accident sérieux n'est venu entraver le succès de l'opération. La réunion se fait généralement par première intention. Il est très rare qu'une petite fistulette persiste à un point du nouveau canal ; nous pouvons même ajouter que cet insuccès partiel est devenu tout à fait exceptionnel depuis la dernière modification que notre Maître a fait subir à son procédé et qui consiste à réunir non plus des simples bords, mais des véritables surface cruentées à l'aide de la suture enchevillée.

CONCLUSIONS

Aujourd'hui en présence d'un sujet atteint même d'hypospadias périnéo-scrotal, la chirurgie n'est plus désarmée et l'on se trouve en présence de procédés nombreux, créés surtout dans ces dernières années, et basés pour la plupart sur la méthode opératoire, enseignée par notre Maître, M. le professeur Duplay.

Cette méthode est de beaucoup la plus simple ; elle est la seule qui puisse donner aux hypospades, surtout aux hypospades périnéo-scrotaux, le moyen de recouvrer, en même temps que la régularité des formes extérieures, la faculté d'accomplir les fonctions urinaires et génitales.

La méthode Duplay a pour principe de procéder à la réparation par temps successifs, qui peuvent être ainsi répartis :

1° Redressement de la verge ;

2° Création d'un nouveau canal à partir du méat urinaire, jusqu'à l'ouverture hypospadienne qui doit rester libre pour constituer un orifice de dérivation destiné à empêcher l'urine de venir contaminer l'urèthre nouvellement créé.

3° Par conséquent maintien de cette ouverture jusqu'à

guérison complète de la partie du canal en voie de réparation.

4° Abouchement des deux portions du canal.

Il importe, tant au point de vue de la régularité des formes que de l'exercice des fonctions, que le nouvel urèthre se termine par un méat formé aux dépens du gland. Quant à la confection du canal, le procédé uréthroplastique de notre Maître consiste *à réduire au minimum* les lambeaux, ce qui fait qu'on arrive à former un canal qui n'est pas contractile, et n'a aucun des défauts des autres procédés à grands lambeaux, qui forment, une fois réunis, une sorte de voile membraneux recouvrant la face intérieure de la verge, et ne ressemblant en rien à l'urèthre normal.

Il est inutile d'ajouter que le procédé de M. le Professeur Duplay est applicable non seulement à l'hypospadias périnéo-scrotal, mais aussi aux variétés moins compliquées du même vice de conformation (hypospadias péno-scrotal et pénien), pour lequel il fournit rapidement un résultat tout à fait satisfaisant.

Le Mans. — Typographie Ed. Monnoyer — Août 1898

www.ingramcontent.com/pod-product-compliance
Ingram Content Group UK Ltd.
Pitfield, Milton Keynes, MK11 3LW, UK
UKHW020212200726
13856UKWH00004B/1336

9 782013 583152